BEI GRIN MACHT SICH IHR
WISSEN BEZAHLT

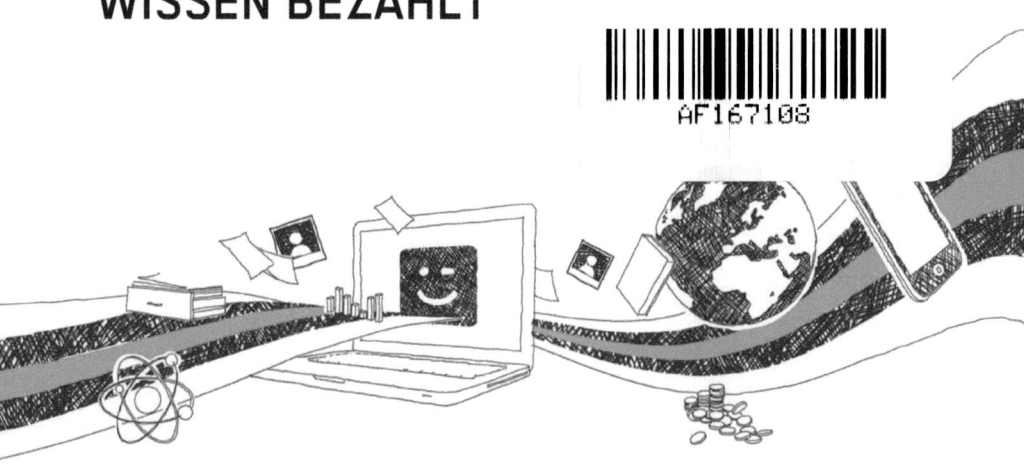

- Wir veröffentlichen Ihre Hausarbeit,
  Bachelor- und Masterarbeit

- Ihr eigenes eBook und Buch -
  weltweit in allen wichtigen Shops

- Verdienen Sie an jedem Verkauf

Jetzt bei www.GRIN.com hochladen
und kostenlos publizieren

GRIN ☺

Bibliografische Information der Deutschen Nationalbibliothek:

Die Deutsche Bibliothek verzeichnet diese Publikation in der Deutschen National-bibliografie; detaillierte bibliografische Daten sind im Internet über http://dnb.d-nb.de/ abrufbar.

Impressum:

Copyright © 2019 GRIN Verlag
Druck und Bindung: Books on Demand GmbH, Norderstedt Germany
ISBN: 9783346081421

Dieses Buch bei GRIN:

https://www.grin.com/document/511316

Sophie Bergmann

Maßnahmen zur Steigerung der Work-Life-Balance im Krankenhaus

GRIN Verlag

SRH Fernhochschule

Einführung und Umsetzung von Maßnahmen zur Steigerung der Work-Life-Balance im Krankenhaus

Sophie Bergmann

Inhaltsverzeichnis

Abkürzungsverzeichnis

BIL   Bochumer Inventar zu beruflich relevanten Lebenskonzepten

BGM   Betriebliches Gesundheitsmanagement

PDCA   Plan – Do – Check – Act

TKS-WLB Trierer Kurzskala zur Messung von Work-Life-Balance

WFC   Work-Familiy-Conflict

WLB   Work-Life-Balance

Abbildungsverzeichnis

Tabellenverzeichnis

1. Einleitung

Die Auswirkungen des demografischen Wandels zeigen sich in kaum einem anderen gesellschaftlichen Bereich so deutlich, wie im Gesundheitswesen. Zum wachsenden Bedarf an medizinischer Versorgung kommt ein zunehmender Fachkräftemangel hinzu. Im angespannten Konkurrenzkampf der Krankenhäuser und Versorgungseinrichtungen um talentierte Fachkräfte scheinen dabei immer mehr sogenannte weiche Faktoren ausschlaggebend zu sein. (Kasch et al., 2016, S. 1876–1878) In einer 2012 durchgeführten, bundesweiten Befragung von Medizinstudierenden zu ihren Erwartungen an den späteren Arbeitsplatz zeigte sich eindeutig, dass die Work-Life-Balance (WLB) als wichtigster Faktor sogar über den beruflichen Erfolg angesehen wird. Hierbei stehen geregelte Arbeitszeiten an erster Stelle. (Kasch et al., 2016, S. 1876–1878) In der vorliegenden Arbeit wird die Möglichkeit der Einführung und Umsetzung eines Modells bzw. eines Maßnahmenpaketes zur Steigerung der WLB am Beispiel der „Arbeitswelt Krankenhaus" in Form einer Projektbeschreibung vorgestellt.

2. Grundlagen zur WLB und Herausforderungen in der Arbeitswelt Krankenhaus

2.1 Theoretische Grundlagen der WLB

Anfang der neunziger Jahre hat der Begriff der „Work-Life-Balance" in der deutschen Wirtschaft Einzug erhalten. (Gross, 2012, S. 147) Es existieren sehr vielfältige Definitionen und Interpretationen des Begriffes, sowie der einzelnen Begriffsbestandteile. Prinzipiell ist eine Vereinbarkeit (Balance) bzw. intelligente Verzahnung zwischen dem Arbeitsleben (Work) und dem Privatleben (Life) damit gemeint. Diese Balance zwischen den beiden Lebensbereichen wird vor dem Hintergrund der sich wandelnden Arbeits- und Lebenswelten zunehmend zu einer Herausforderung. (Collatz & Gudat, 2011, S. 3–5) Die Begriffe von „Work" und „Life" spiegeln zudem die traditionellen Rollenbilder wider, in denen der Mann vorrangig für die Arbeit und die Frau für die Familie zuständig war. Doch auch hier ist es zu einem Wandel gekommen, der Anteil erwerbstätiger Frauen steigt ständig. (Collatz & Gudat, 2011, S. 1)

Das Ziel einer ausgewogenen WLB ist es, einen individuell zufriedenstellenden Gleichgewichtszustand zwischen den beiden Lebenssphären zu erreichen, aufrechtzuerhalten, (Gross, 2012, S. 147–148) sowie dadurch ein dauerhaftes, gesundes und ausgeglichenes Leben führen zu können. (Michalk & Nieder, 2007, S. 22–23) Im Sinne der WLB wird demzufolge die Arbeits- von der Lebenswelt unterschieden – es handelt sich somit um begriffliche Gegenstücke. Die Lebenswelt steht demnach zur freien Verfügung und kann individuell gestaltet werden. Sie umfasst in diesem Kontext alle Bereiche des alltäglichen Lebens (Hausarbeit, Einkaufen, Urlaub, etc.) mit Ausnahme von der Arbeitswelt. (Michalk & Nieder, 2007, S. 20) Im Rahmen einer ganzheitlichen Betrachtung der WLB kann die Auslegung der Bereich je nach Lebenssituation, Rollenanforderungen und Wertvorstellungen auf der einen und den Rahmenbedingungen am Arbeitsplatz unterschiedlich interpretiert werden. In Abbildung 1 sind hierzu mögliche Inhalte dargestellt. (Collatz & Gudat, 2011, S. 8)

Work	Balance	Life
- Arbeitszeit		- Partnerschaft
- Arbeitsvolumen	- Vereinbarkeit der	- Kinder
- Arbeitsbedingungen	Zeitanforderungen	- Pflegebedürftige
- Arbeitsanforderungen	- Zeitmanagement	Angehörige
- Handlungsspielraum	- Passung der Rollen	- Hobbies
- Führungsstil des	- Ressourcen	- Sport
Vorgesetzten	- Ausgleich von und	- Gesundheit
- Betriebsklima	Umgang mit Stress	- Interessen
- Unternehmenskultur	- Übereinstimmung mit	- Kulturelle Aktivitäten
- Arbeitsplatzsicherheit	den eigenen Werten	- Ehrenamt
- Erlebte Sinnhaftigkeit	- ...	- Soziale Kontakte
- Karriereorientierung		- Wertvorstellungen
- ...		- ...

Abbildung 1: Themengebiete Work-Life-Balance
(Quelle: Eigene Darstellung in Anlehnung an Collatz, A./Gudat, K., 2011, S. 8)

Eine kritische Betrachtung des Begriffes zeigt jedoch, dass durch ihn eine Dichotomisierung d.h. Zweigliedrigkeit, impliziert wird. (Collatz & Gudat, 2011, S. 53–54) Wenn der Begriff der WLB das Verhältnis zwischen den zwei

Hauptlebensbereichen darstellen möchte, so suggeriert er gleichzeitig, dass diese Bereiche getrennt voneinander fungieren. Somit kann scheinbar das tatsächliche Leben und damit der Lebensbereich mit Sinnerfüllung und Selbstverwirklichung ausschließlich außerhalb der Erwerbstätigkeit stattfinden. Zudem gibt es neben der bezahlten Arbeit auch die unbezahlte, wie bspw. den Haushalt, deren Zuordnung scheint uneindeutig. (Hoff, Grote, Dettmer, Hohner & Olos, 2005, S. 196–197) In diesem Kontext gewinnt aktuell der Begriff des so genannten „Lebenswelt-Blend" an Bedeutung, bei dem die Grenzen zwischen Leben und Arbeit aufgehoben werden. Die propagierte Dualität von Leben außerhalb und innerhalb der Arbeit verschwindet und das Ziel ist eine Integration von Leben und Arbeit, (Armutat, 2013, S. 32) anstelle einer Balance dieser scheinbaren Gegenpole zu finden.

2.2 Aktuelle Herausforderungen der Arbeitswelt Krankenhaus

Der Arbeitsmarkt im Bereich der Gesundheitsversorgung hat einen Wandel vom Arbeitgeber- hin zu einem Bewerbermarkt durchgemacht, der von einem **Fachkräftemangel** dominiert wird. In den 1990er Jahren agierten die Krankenhäuser noch auf einem Markt, auf dem die Rekrutierung und Bindung von Fachpersonal nicht im Vordergrund stand. Qualifizierte Kandidaten bewarben sich um Stellen und Überstunden waren selbstverständlich. Doch zwischenzeitlich hat ein Wandel stattgefunden. Es bewerben sich nicht mehr die pflegenden oder ärztlichen Mitarbeiter um eine bestimmte Position in einer Klinik, sondern das Krankenhaus um das Personal. Die Ressourcen für qualifizierte Fachkräfte sind auf dem freien Markt nahezu ausgeschöpft. Umso wichtiger werden Faktoren zur Steigerung der Arbeitgeberattraktivität, (Hahnenkamp, Brinkrolf, Wenning & Hasebrook, 2013, S. 715–716) wie bspw. die Ermöglichung einer ausgeglichenen WLB. Zusätzlich ist das Personal in Gesundheitsberufen in ihrem Arbeitsumfeld zunehmend starken **Belastungen und Risikofaktoren** ausgesetzt, wodurch deren Gesunderhaltung zu einer zusätzlichen Herausforderung für die Krankenhäuser wird. So ist bspw. der Arztberuf von vielen Stressoren geprägt – auf der einen Seite gibt es zahlreiche physische und psychische Aspekte, wie Arbeit im Schichtdienst, Zeitdruck, Überstunden bzw. der Umgang mit schwerstkranken Patienten und ethischen Entscheidungen. Auf der anderen

Seite sind auch die Rahmenbedingungen, wie bspw. der zunehmende bürokratische Aufwand, die Arbeitsverdichtung und die Ökonomisierung der Kliniken eine Erschwernis für die Beschäftigten. (Miksch, 2017, S. 112) Bei den Pflegekräften zeichnet sich ein ähnlicher Trend ab. Zudem spielt zur Sicherung der Gesundheitsversorgung der **demografische Wandel** eine wichtige Rolle: Durch die alternden Patienten werden die Beanspruchungssituationen in Kliniken weiter steigen und umso wichtiger ist es, das Personal gesund und leistungsfähig zu halten. (Forster, 2011, S. 19) Eine weitere Herausforderung stellt die der **Generation Y** dar – ihr gehört das Personal an, das aktuell und in den nächsten Jahrzehnten in deutschen Kliniken arbeiten wird. Es handelt sich um Jahrgänge, die nach 1980 geboren wurden und selbstbewusst wählen können, wo und wie sie arbeiten. Einflussfaktoren für diese Selektion des Arbeitgebers sind u.a. WLB, Karrieremöglichkeiten, fachlicher Anspruch, Betriebsklima und Prestige. (Kasch et al., 2016, S. 1876–1878) Somit sind zu Zeiten des Fachkräftemangels Themen wie familienfreundliches Krankenhaus, flexible Arbeitszeitmodelle, Anerkennung, sowie Karriere- und Weiterbildungsmöglichkeiten von entscheidender Bedeutung und auch besser verhandelbar. (Seifert, Ekkernkamp & Hoffmann, 2010, S. 336)

2.3 Messung und Steigerung der WLB in Unternehmen

2.3.1 Instrumente zur Messung der WLB

Die Erhebung der WLB, bspw. in Form von Fragebögen, erfolgt meist vor bzw. zu Beginn einer Projekteinführung, sowie in regelmäßigen Schritten der Evaluation. Obwohl das Thema der WLB immer populärer wird, gibt es jedoch noch keinen Goldstandard zu ihrer Messung. (Syrek, Bauer-Emmel, Antoni & Klusemann, 2011, S. 143–144) Mittels einer Befragung lassen sich bestimmte Themenfelder gezielt evaluieren, zudem lässt sich die direkte Bereitschaft der einzelnen Mitarbeiter ermitteln, an bestimmten Maßnahmen teilzunehmen oder sich gar finanziell zu beteiligen. (Collatz & Gudat, 2011, S. 37–40) Eine Mitarbeiterbefragung zur Einschätzung des Bedarfs bzw. der Teilnahmebereitschaft erfolgt meist mit einem standardisierten Fragebogen, den die Personen in elektronischer oder schriftlicher Form ausfüllen. Die zwei großen Ziele von liegen zum einen in der Identifizierung von Verbesserungspotenzialen (Diagnostik) und zum anderen in der Ableitung von Verbesserungsmaßnahmen (Intervention). Durch regelmäßige (bspw. alle 2 Jahre) durchgeführte Befragungen können zudem Vergleiche und Veränderungen im Zeitverlauf dargestellt und analysiert werden. Auf der anderen Seite lassen sich hierbei auch Effekte von Interventionsmaßnahmen beurteilen. (Collatz & Gudat, 2011, S. 41) Im Folgenden werden beispielhaft drei unterschiedliche Instrumente vorgestellt.

Die **Work-Familiy-Conflict-Scale** (WFC-Skala) besteht aus zehn Items, wovon fünf denjenigen Konflikt messen, der durch die Arbeit für die Familie entsteht und fünf Items die umgekehrte Wirkung erfassen. So werden bspw. konkret die Einflüsse der Arbeit auf das private und familiäre Leben abgefragt, wobei die eigene Einschätzung dazu mittels einer fünfstufigen Likert-Skala eingeschätzt wird. Hierbei stehen höhere Punktwerte für ein jeweils erhöhtes Konfliktpotenzial. (Jerg-Bretzke, Krüsmann, Traue & Limbrecht-Ecklundt, 2018, S. 21–22)

Eine weitere Möglichkeit zur Messung der WLB stellt die **Trierer Kurzskala zur Messung der Work-Life-Balance** (TKS-WLB) dar. Mit ihr lässt sich global, richtungsfrei und vom Aufwand her relativ ökonomisch die WLB erfassen. (Syrek et al., 2011, S. 134) Es lassen sich spezielle Aspekte der WLB mittels konkreter Fragestellungen untersuchen. Die Validierung des Verfahrens ist jedoch noch nicht abgeschlossen. (Syrek et al., 2011, S. 143–144)

Mit dem **Bochumer Inventar zu beruflich relevanten Lebenskonzepten (BIL)** wurde ein Messinstrument entwickelt, das zusätzlich zur Dualität von Leben und Arbeiten noch tiefgreifendere Aspekte und Werte des individuellen Lebenskonzeptes erfasst. Hierdurch lassen sich persönliche Ressourcen und Veränderungspotenziale identifizieren. Folgende Bereiche werden dabei untersucht: soziale, berufliche, Werte-, intellektuelle, physische und emotionale Dimension. Damit soll ermöglicht werden, bspw. „Schwachstellen" in einem der Lebensbereiche (z.B. fehlende soziale Kontakte) mittels Ressourcen aus einem anderen Bereich auszugleichen (z.B. erfüllende Hobbys). Durch die ganzheitliche Betrachtung sämtlicher Bereiche und mit den jeweiligen Facetten wird ermöglicht, das persönliche Lebenskonzept zu spiegeln und gegebenenfalls neue Handlungsempfehlungen zur Verbesserung abzuleiten. (Collatz & Gudat, 2011, S. 49)

2.3.2 Maßnahmen zur Steigerung der WLB

Eine zufriedenstellende Vereinbarkeit vom Arbeits- und Privatleben ist essentiell, um die Einsatzbereitschaft und Motivation des Personals herzustellen bzw. dauerhaft zu erhalten. (Bundesministerium für Familie, Senioren, Frauen und Jugend, 2005, S. 14) Maßnahmen zur Steigerung der WLB bieten dabei einen **dreifachen Nutzen**: Es können die einzelnen Mitarbeiter, das Unternehmen und die Volkswirtschaft bzw. die Gesamtgesellschaft davon profitieren. (Gross, 2012, S. 147–148) So lassen sich aus Unternehmenssicht die Motivation und das Engagement des Personals steigern, die Beschäftigten selbst können ihre individuellen Lebensentwürfe planen und umsetzen. Einflüsse auf die Gesamtgesellschaft hingegen kann durch die Teilhabe der Beschäftigten am öffentlichen Leben, sowie durch eine Stabilisierung der sozialen Sicherungssysteme erfolgen. (Bundesministerium für Familie, Senioren, Frauen und Jugend, 2005, S. 26)

Bei der Vielzahl an möglichen Maßnahmen und unternehmens- bzw. mitarbeiterspezifisch individuellen Problemstellungen ist es wichtig, einen sinnvollen Mittelweg zwischen kollektiven Möglichkeiten und maßgeschneiderten Lösungen zu finden. (Bundesministerium für Familie, Senioren, Frauen und Jugend, 2005, S. 14) Modelle zur Steigerung der WLB im Betrieb haben dabei entsprechend zum Ziel, individuelle (Berufs-) Biografien unter der Berücksichtigung von privaten, sozialen, kulturellen und gesundheitlichen Voraussetzungen bzw. Einflussfaktoren zu fördern. (Collatz & Gudat, 2011, S. 6) Sie können im Optimalfall den Krankenstand, die Fluktuation, den Absentismus und die Unfallzahl deutlich verringern. Hierdurch werden bspw. Kosten der Lohnfortzahlung eingespart, dies führt zu einer direkten Entlastung der Unternehmen. Zudem sollen durch WLB-Maßnahmen spezifische Risiken ungünstiger Arbeitsstrukturen reduziert und damit das Verhalten der Mitarbeiter beeinflusst werden. Ein individuell festgesetztes Verhältnis zwischen Arbeitsanforderungen und persönlichen Bedürfnissen sind wichtige Voraussetzungen für die persönliche Entwicklung jedes einzelnen Mitarbeiters. Attraktive Arbeitsplätze stärken zu dem die berufliche Identität und führen zur Arbeitnehmerbindung. (Michalk & Nieder, 2007, S. 36)

Die **möglichen Modelle** lassen sich in **drei Kategorien** zusammenfassen: (Bundesministerium für Familie, Senioren, Frauen und Jugend, 2005, S. 15–18)

- Modelle zur intelligenten Verteilung der Arbeitszeit im Lebensverlauf
- Modelle zur Flexibilisierung von Arbeitszeit und -ort,
- Instrumente zur Bindung von Mitarbeiterinnen und Mitarbeitern

Modelle zur intelligenten Verteilung der Arbeitszeit im Lebensverlauf stellen in Form der individuellen Ausgestaltung des Beschäftigungsumfanges im Lebensverlauf eines der wichtigsten Handlungsfelder zur Steigerung der WLB dar. Durch eine (vorübergehende oder langfristige) Änderung der betrieblichen Arbeitszeit kann die Lebenszufriedenheit bzw. die Balance zwischen Berufs- und Privatleben entscheidend beeinflusst werden. Die regelhafte Wochenstundenzahl ist bei einer **Teilzeitarbeit** kürzer als der übliche Beschäftigungsumfang von Vollzeitbeschäftigten. Möglich sind je nach Größe des Betriebes, Aufgabenfeld und individuellen Anforderungen Wochenarbeitszeiten von 25 bis 34 Wochenstunden (vollzeitnah) oder mit bis zu 25 Wochenstunden (vollzeitfern). (Bundesministerium für Familie, Senioren, Frauen und Jugend, 2005, S. 15–18) Bislang bestand unter bestimmten Voraussetzungen zwar ein Recht auf Verringerung des Beschäftigungsumfanges, eine spätere Rückkehr in die Vollzeittätigkeit war jedoch nicht garantiert. Seit dem 1. Januar 2019 hingegen ist das Recht auf Brückenteilzeit eingeführt worden. Hierdurch wird eine befristete Reduktion des Beschäftigungsumfanges ermöglicht, mit dem Anspruch, in den ursprünglichen Beschäftigungsumfang zurückzukehren. (Bundesministerium für Arbeit und Soziales, 2019)

Sabbaticals hingegen ermöglichen längere Abwesenheiten vom Arbeitsplatz, die die vorgegebenen Urlaubszeiten überschreiten. Diese Auszeit wird häufig zu Reisen oder sonstigen privaten Verpflichtungen genutzt. (Bundesministerium für Familie, Senioren, Frauen und Jugend, 2005, S. 15–18) Während es vor allem bei Beamten schon relativ lange die Möglichkeit eines Sabbatjahres mit Garantie auf Rückkehr zum Arbeitsplatz gibt, haben Angestellte in Unternehmen kein generelles Recht auf Freistellung. Prinzipiell wird vorab über einen gewissen Zeitraum das Gehalt reduziert und dafür im freigestellten Monat anteilig fortgezahlt. Eine Alternative ist der Lohnverzicht über bspw. ein Jahr der Freistellung. Es liegt beim Arbeitgeber, dies zu ermöglichen und mit den betrieblichen Voraussetzungen abzugleichen. (Pohl, 2008, S. 12–13)

Neben einem geregelten und auch ggf. reduzierten Zeitumfang der Arbeit sind auch in den neuen Mitarbeitergenerationen Modelle zur *Flexibilisierung in der Arbeitszeitgestaltung* von großer Bedeutung. (Hahnenkamp et al., 2013, S. 716).

So kann z.B. durch variable **Zeitkontenmodelle** oder Gleitzeitarbeit auf den jeweils individuellen Zeitbedarf der Arbeitnehmer eingegangen werden. In weitestgehend autonom fungierenden Teams sind auch die Bildung von Gemeinschaften zum **Job-Sharing** denkbar. Hierbei wird den Arbeitnehmern eine flexible Zeitplanung ermöglicht, indem bestimmte Arbeitsaufträge auf Teams übertragen werden und die Mitglieder festlegen, wie und wann diese bearbeitet bzw. erledigt werden. Bei gleicher Qualifikation ist auch die Bildung von **Personaleinsatzpools** möglich, so kann vor allem bei kurzfristigen Engpässen flexibel geplant werden. Bedingt durch die Digitalisierung, die auch in der Arbeitswelt Einzug erhalten hat, sind auch die Möglichkeiten zur Flexibilisierung des Arbeitsortes erweitert worden. Reine Büroarbeit lässt sich bspw. als **Telearbeit** verrichten, in dem ein Homeoffice-Arbeitsplatz eingerichtet wird. Durch dieses flexible und freie Zeitmanagement ist es den Arbeitnehmern besser möglich, das Beruf- und Privatleben miteinander zu vereinbaren. (Bundesministerium für Familie, Senioren, Frauen und Jugend, 2005, S. 15–18)

Die *Mitarbeiterbindung* ist entscheidender Faktor im Wettbewerb um Fachkräfte. Hierzu lassen sich sehr vielfältige Instrumente und Modelle identifizieren. So liegt bspw. eine wichtige Erwartung der Arbeitnehmer in der Möglichkeit einer weitestgehend sicheren **Karriere (-planung)**. Dies umfasst Komponenten wie das monatliche Einkommen, Aufstiegschancen, wissenschaftliche Forschung sowie eine positive Einstellung zum Leistungsprinzip. (Kasch et al., 2016, S. 1876–1878) In diesem Zusammenhang ist auch die Weiterentwicklung im Sinne des lebenslangen Lernens und einer altersgerechter Arbeitsgestaltung als Element einer ganzheitlichen Personalführung von großer Bedeutung. (Bundesministerium für Familie, Senioren, Frauen und Jugend, 2005, S. 4) Bedingt durch das stetig zunehmende Gesundheitsbewusstsein kommt im betrieblichen Kontext auch der individuellen, gesundheitlichen Prävention eine zunehmend wichtige Rolle zu. Zusätzlich zur Therapie bzw. Reaktion auf arbeitsbedingte Krankheiten bilden zahlreiche Präventionsangebote wie Fitnesskurse,

Betriebssport, Trainings zur Stressbewältigung und Gesundheits-Checks bzw. - tage Bausteine in der Umsetzung. (Bundesministerium für Familie, Senioren, Frauen und Jugend, 2005, S. 15–18) Ein weiterer Faktor und Ansatzpunkt zur Verbesserung der WLB besteht im **Betriebsklima**. Dieses kann bspw. durch einen partizipativen Führungsstil und die Förderung einer kollegialen Zusammenarbeit gesteigert werden, im beruflichen Alltag jedoch auch durch Wertschätzung, Lob und Anerkennung erreicht werden. Mitarbeiter im Allgemeinen und die Generation Y im Speziellen erwarten von ihren Vorgesetzten eine umfassende **Kompetenz bei der Teamführung** und -entwicklung. Dies zeigen auch Studien, die immer wieder den Führungsstil und den Umgangston als Parameter für die Zufriedenheit ausmachen. Die neue Generation ist leistungsbereit und der Anspruch in Bezug auf die persönliche Weiterentwicklung deutlich gestiegen. Der Wunsch nach einer Identifikation mit dem Arbeitgeber bzw. dem Krankenhaus spielt vor allem bei der jungen Generation eine große Rolle. Somit kommt auch der **Schaffung eines positiven Images** eine zunehmend wichtige Rolle zu. Hierbei fließen Aspekte wie der Standort und das Image des Arbeitgebers ebenso wie Weiterentwicklungsmöglichkeiten mit einer abwechslungsreichen Tätigkeit im Alltag bei gutem Betriebsklima mit ein. Das Image kann zusammenfassend auch als Spiegel der Ausprägung einer WLB gesehen werden. (Kasch et al., 2016, S. 1876–1878)

Zusätzlich kann das Unternehmen auch unterstützende Angebote wie bspw. eine Kinderbetreuung bzw. eine Betriebskindertagesstätte zur Verfügung stellen, um das Potenzial an Erwerbstätigen zu erhöhen. Damit lässt sich durch die Reduktion von Zeit- und Ressourcenkonflikten die WLB der einzelnen Mitarbeiter positiv beeinflussen. (Collatz & Gudat, 2011, S. 13) Als weitere, flankierende Serviceangebote seitens des Arbeitgebers sind auch die Bereitstellung oder Vermittlung von haushaltsnahen Dienstleistungen oder der Unterstützung bei der Pflege Angehöriger oder denkbar. (Bundesministerium für Familie, Senioren, Frauen und Jugend, 2005, S. 15–18)

3. Einführung und Umsetzung eines Modells zur WLB im Krankenhaus

3.1 Planung und Beginn der Projektarbeit

Bei Krankenhäusern handelt es sich um hochtechnisierte und stark personalabhänge Wirtschaftsunternehmen. Leistungsfähige Mitarbeiter sind daher Grundvoraussetzung für den reibungslosen Ablauf der Gesundheitsversorgung. Zunehmend werden daher Konzepte des betrieblichen Gesundheitsmanagements (BGM) etabliert, die bspw. auf die Steigerung der WLB der Belegschaft abzielen. Übergeordnetes Ziel hierbei ist es, den vor allem in Gesundheitsberufen vorherrschenden hohen physischen und psychischen Belastungen mit verschiedenen Maßnahmen entgegenzuwirken bzw. vorzubeugen. (Oswald & Asbach, 2018, S. 286) Dabei handelt es sich um einen langen und komplexen Prozess mit zahlreichen Akteuren und Entscheidungen, der häufig mit einer ersten Idee bzw. der Erkenntnis, dass es einen Nutzen für das Unternehmen geben kann, startet. Die übergeordnete Struktur bei der Einführung und Umsetzung eines BGM-Projektes besteht aus einem PDCA-Zyklus (Plan – Do – Check – Act). Übertragen auf die Einführung und Umsetzung eines Projektes zur Steigerung der WLB ergeben sich somit die in Abbildung 2 dargestellten Projektschritte.

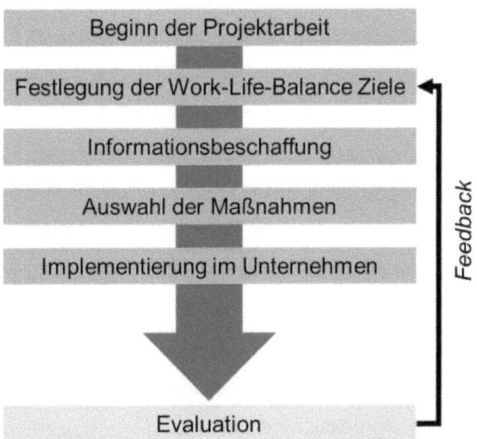

Abbildung 2: Schritte zur Einführung von WLB-Maßnahmen
(Quelle: Eigene Darstellung in Anlehnung an Collatz, A./Gudat, K., 2011, S. 40)

Der *erste Schritt* für die Implementierung von WLB-Maßnahmen im Krankenhaus liegt in der Einbeziehung der unterschiedlichen Interessengruppen. Hierzu
wird im betrieblichen Kontext eine Projektgruppe mit der operativen Komponen-
te und ein Lenkungskreis mit der Einbettung der Maßnahmen in die Gesamtstrategie betraut. Neben möglichst vielfältigen internen Mitarbeitern kann
eventuell auch zusätzlich die Miteinbeziehung von externen Beratern zur Set-
zung neuer Impulse sinnvoll sein. Da das Handlungsfeld der WLB in einem
Grenzbereich zwischen beruflichen und privaten Themen liegt, lassen sich ver-
trauliche Informationen ggf. bevorzugt mit außenstehenden bzw. neutralen Ge-
sprächspartnern thematisieren. In der Zusammensetzung der Lenkungsgruppe
ist auf eine große Vielfalt zu achten, so sollten neben Vertretern der strategischen auch Vertreter der operativen Unternehmensbereiche teilnehmen. Bspw.
kann es einer Führungskraft gelingen, zusätzlich als Multiplikator zu fungieren
und somit die Maßnahmen bzw. den Grundgedanken der WLB mit in die eigene
Abteilung zu nehmen und zu verbreiten. (Collatz & Gudat, 2011, S. 37–40)
Bei der Ersteinführung eines solchen Maßnahmenpaketes in einem Unternehmen ist es zudem sinnvoll, im Sinne eines klassischen Projektmanagements im
Vorfeld die Abläufe, Aufgaben und Verantwortungen bis zur Durchführung einer
erfolgreichen Pilotierung zu benennen. (Kaminski, 2013, S. 43) In der Pla-
nungsphase des Projektes muss neben der Klärung der Verantwortlichkeiten
auch die Zielgruppe definiert werden. (Kaminski, 2013, S. 5) Das Krankenhaus-
personal in Deutschland besteht aus Pflegedienst, Ärzten, medizinischem As-
sistenz-Dienst, Funktionsdienst, Verwaltung, Wirtschafts- und Versorgungs-
dienst, technischem Dienst und sonstigem Personal. (Statistisches Bundesamt,
2018) Das Ansprechen sämtlicher Mitarbeiter stellt auf Grund der sehr heterogenen Zielgruppe im Krankenhaus eine große Herausforderung dar. Einzelne
Berufsgruppen auszusparen wäre jedoch im Sinne einer gemeinschaftlichen
Unternehmenskultur ein falsches Signal bzw. könnte zu Missgunst innerhalb
der Belegschaft führen. Somit sollten sämtliche Mitarbeiter mit den unterschied-
lichsten Bildungsabschlüssen, Beschäftigungsumfängen, eventuellen Schicht-
dienstmodellen und Lebenssituationen miteinbezogen und letztendlich im Maßnahmenpaket berücksichtigt werden.

3.2 Festlegung der WLB-Ziele

Im *zweiten Schritt* der Etablierung werden die Projektziele definiert. Diese können ganz allgemein in der Ermöglichung von Vereinbarkeit von Beruf und Familie, einer gesteigerten Mitarbeiterbindung oder einer Optimierung der Karriereplanung der einzelnen Mitarbeiter liegen. (Collatz & Gudat, 2011, S. 37–40) WLB-Maßnahmen zielen primär auf die Optimierung von immateriellen Arbeitsbedingungen, um die Leistungsfähigkeit der Mitarbeiter zu fördern. Neben diesen Gesundheitskennzahlen (kurzfristig) sollen sich auch auf betriebswirtschaftlicher Ebene (langfristig) Effekte zeigen. (Collatz & Gudat, 2011, S. 9) Eindeutiges Ziel der Unternehmen bei der Einführung von Maßnahmen zur Steigerung der WLB ist eine Effizienz- und Produktivitätssteigerung, die sich bspw. über betriebswirtschaftliche Kennzahlen oder der Senkung von Fehlzeiten erfassen lässt. Ideelle Ziele auf Unternehmensseite sind die Steigerung von Motivation, Arbeitszufriedenheit und Loyalität, sowie die Verbesserung des Unternehmensimages. Die Erfassung der letztgenannten Punkte in Form von Kennzahlen geschaltet sich schwieriger als die betriebswirtschaftlichen Parameter, können jedoch durch Befragungen (unternehmensintern oder unternehmensextern) erfolgen. (Michalk & Nieder, 2007, S. 36) In dieser Projektphase wird entsprechend ein grober Rahmen definiert, in dem die Umsetzung sinnvoll und möglich erscheint. Hierbei können bereits im Vorfeld zu einer eventuellen Befragung erste Basiskennzahlen aus Mitarbeiterdaten hinzugezogen werden, wie z.B. der Bedarf an Kinderbetreuung, Dauer der Elternzeit, etc.. (Collatz & Gudat, 2011, S. 37–40) Zu Beginn der Projektarbeit sollten zudem außerdem die möglichen Kosten und Nutzen abgeschätzt werden. Auf Seiten der Kosten ist dies bzgl. der Einführung von Maßnahmen zur Steigerung der WLB relativ gut durchzuführen, so lassen sich die Ausgaben für das Honorar externer Berater, sowie für eine Mitarbeiterbefragung (Zeit- und ggf. Materialkosten) relativ gut abschätzen. (Michalk & Nieder, 2007, S. 30) Weitere Kosten können durch Personal- und Sachkosten für die Umsetzung der Maßnahmen, Trainingskosten (bspw. für Führungskräfte oder die Mitarbeiter selbst) entstehen. Diese Kosten und die Ertragsseite sind zum jetzigen Zeitpunkt noch nicht klar feststellbar. (Michalk & Nieder, 2007, S. 37)

3.3 Informationsbeschaffung bzw. Erfassung der WLB

Im *dritten Schritt*, der eigentlichen Informationsbeschaffung, können die vorhandenen Daten aus der Personalabteilung, zusammengestellt werden, sowie zusätzlich eine Mitarbeiterbefragung geplant und durchgeführt werden. (Collatz & Gudat, 2011, S. 37–40) Im vorliegenden Fall ist die Anwendung bspw. des Bochumer Inventars zu beruflich relevanten Lebenskonzepten (BIL) sinnvoll. Mit ihm wurde ein wissenschaftlich fundiertes Instrument entwickelt, das den Fokus in der Messung nicht allein auf das Verhältnis von Arbeit und Freizeit, sondern auf das Zusammenspiel der individuellen Facetten des Berufs- und Privatlebens legt. Damit entspricht das BIL der heutigen Einstellung, die sich weg von der Dichotomie hin zur ganzheitlichen Betrachtungsweise der WLB entwickelt.

Für die Durchführung von Mitarbeiterbefragungen müssen zum einen auf der individuellen Ebene Persönlichkeits- und Datenschutzrechte beachtet werden, sowie auf der kollektiv-rechtlichen Ebene die Beteiligungsrechte des Betriebs-/Personalrates. Das Bundesdatenschutzgesetz soll jeden einzelnen Bürger davor schützen, dass durch die Erhebung personenbezogener Daten sein Persönlichkeitsrecht beeinträchtigt wird. Eine Möglichkeit zur Erfüllung dieser datenschutzrechtlichen Anforderung stellt die Anonymisierung der Befragung dar. Hierzu dürfen sich die Daten in keinster Weise mittelbar oder unmittelbar einer einzelnen Person zuordnen lassen. Besonders bei der Erhebung von soziodemografischen Angaben, die im Rahmen der Zielgruppenevaluierung für WLB-Maßnahmen wichtig erscheint, muss unbedingt bei der Zusammenstellung der zu erhebenden Kriterien darauf geachtet werden, dass die Anonymität gewahrt wird. Zur Absicherung bzw. Einhaltung datenschutzrechtlicher Forderungen ist es sinnvoll, den Datenschutzbeauftragen von Beginn an in den Planungsprozess der Befragung miteinzubeziehen. Zusätzlich gilt es bei der Planung einer Mitarbeiterbefragung festzulegen, ob die Befragung bzw. Auswertung unternehmensintern oder von externen Beratern vorgenommen wird. Bei externen Beratern würde die datenschutzrechtliche Forderung auf den Dienstleiter übergehen und man würde die Daten als zusammengefasste Statistik erhalten. Der Betriebs-/Personalrat hat im Hinblick auf Mitarbeiterbefragungen zwar kein Mitbestimmungsrecht, hat jedoch laut Betriebsverfassungsgesetz ein Informations- und Beratungsrecht. (Collatz & Gudat, 2011, S. 43–45) Üblicherweise ist es auch möglich, eine nur stichprobenartige Befragung durchzuführen, da es sich bei Krankenhäusern meist um Großunternehmen handelt. Da jedoch eine Miterbeiterbefragung zum Thema WLB bereits häufig an sich schon eine positive, psychologische Wirkung haben kann, sollen alle Mitarbeiter miteinbezogen werden. Hierdurch kann es bereits zu einer Verbesserung des Betriebsklimas und der Unternehmenskultur kommen, da die Mitarbeiter ihre Meinung bzgl. ihrer Arbeitssituation äußern dürfen bzw. diese Wertgeschätzt wird. (Michalk & Nieder, 2007, S. 36) Auch hier ist es wichtig, möglichst alle Professionen einzubeziehen und ihnen trotz unterschiedlicher Gegebenheiten zu einer ausgeglichenen WLB zu verhelfen bzw. diese aufrechtzuerhalten.

3.4 Auswahl der Maßnahmen zur Steigerung der WLB

Im *vierten Schritt* werden nach Auswertung dieser Informationen und Befragungen Maßnahmen festgelegt. (Collatz & Gudat, 2011, S. 37–40) Bei der Einführung eines Maßnahmenpaketes ist ein bestehendes Managementsystem müssen vorab die Schnittstellen, mögliche Überlappungen und Synergien geklärt werden. (Kaminski, 2013, S. 43)

Wichtig bei der Auswahl von Maßnahmen für Beschäftigte im Krankenhaus ist, dass diese mit den unterschiedlichen Professionen und bereits vorhandenen, vielfältigen Beschäftigungsmodellen (Schichtarbeit, etc.) kompatibel sind.

In den kommenden Jahren ist eine deutliche Ausweitung der **Teilzeitarbeit** im ärztlichen Bereich des Gesundheitssystems zu erwarten. Entsprechend ist auch mit einer erhöhten Fluktuation der ärztlichen und pflegerischen Betreuung von Patienten (teilweise in einem Klinikaufenthalt) zu rechnen. Diesem Phänomen sollte frühzeitig begegnet werden, damit auf Grund von Informationsverlust die Behandlungsqualität nicht leidet. Hierzu sind Maßnahmen wie die Etablierung standardisierter (Behandlungs-) Prozesse oder ausführliche Dokumentation in elektronischen Patientenakten denkbar. Für kleinere Teams von Ärzten besteht auch die Möglichkeit, generell mit Teilzeitkräften zu arbeiten, so lässt sich aus einem relativ großen Mitarbeiterpool eine 24h-Besetzung von Diensten reibungslos umsetzen. Dessen ungeachtet können vor allem kreative Abläufe und Modelle entwickelt werden, damit Teilzeit- und Vollzeitkräfte attraktive Bedingungen vorfinden können. (Klingenheben, Perings & Perings, 2019, S. 61) Zur besseren Vereinbarkeit von Beruf und Familie, d.h. wenn beispielsweise die eigenen Kinder selbst betreut werden oder Angehörige gepflegt werden müssen, kann der Arbeitgeber eine weitestgehend individuelle Verteilung der Arbeitszeit ermöglichen. Voraussetzung hierbei ist jedoch, dass sich diese Arbeitszeiten mit dem aktuellen Aufgabenfeld vereinbaren lassen. Bzgl. **Sabbaticals** ist es denkbar, diese sämtlichen Beschäftigten zu ermöglichen. In Zeiten des Fachkräftemangels sollte jedoch darauf geachtet werden, dass der Ablauf bzw. Krankenhausbetrieb nicht gestört wird bzw. durch Fehlplanung teure Leasingskräfte akquiriert werden müssen. Besonders Mitarbeiter der Führung können von einer Auszeit profitieren oder Arbeitnehmer in biografischen Ausnahmesituationen, wie bspw. nach einem Schicksalsschlag. In Tabelle 1 sind die Modelle zur intelligenten Verteilung der Arbeitszeit zusammengefasst dargestellt.

Maßnahme	krankenhausspezifische Zielgruppe
Teilzeitarbeit, vollzeitnah (25 bis 34 Stunden/Woche)	Beschäftigte unabhängig von ihrer Qualifikation
Teilzeitarbeit, vollzeitfern (bis 24 Stunden/Woche)	Beschäftigte in besonderen Lebensphasen (z.B. Wiedereinstieg ins Berufsleben, Elternzeit, Elder-Care)
Sabbatical	alle Beschäftigte (insbesondere Führungskräfte wie Chefärzte oder führende Managementpositionen) in biografischen Ausnahmesituationen

Tabelle 1: Modelle zur intelligenten Verteilung der Arbeitszeit
(Quelle: Eigene Darstellung in Anlehnung an Bundesministerium für Familie, Senioren, Frauen und Jugend, 2005, S. 16)

Gleitzeit ist im Krankenhaus nur bedingt möglich. Verwaltungsangestellten oder Hauspersonal lässt sich ggf. eine Kernarbeitszeit mit gewisser Toleranz anbieten, während dies auf Station oder im Funktionsdienst (bspw. Operationssäle) undenkbar ist. Hier gibt es Ressourcen (Räume, Geräte, …), die optimal genutzt und ausgelastet werden müssen. Damit auch in den Schichtdienst geprägten Funktionseinheiten pünktliche Übergaben zur Folgeschicht unter Vermeidung von Überstunden stattfinden können, ist auch hier (bspw. Notaufnahme, Radiologie) die pünktliche Einhaltung der Arbeitszeit essentiell. Im Schichtdienst oder Abteilungen, in denen vierundzwanzig Stunden Präsenz (wie bspw. in der Notaufnahme, im Operationssaal und auf Station) von großer Bedeutung ist, lassen sich Gleitzeitmodelle nicht umsetzen. In der Verwaltung, wie bspw. Personalabteilung, Presseabteilung oder Abrechnung sind diese eher denkbar. Eine wichtige Maßnahme, die die Klinik als Arbeitgeber umsetzten sollte, liegt in der Regelung der Arbeitszeit. Mit Maßnahmen wie geregelten Dienstplänen, der Einführung von **Arbeitszeitkonten** (Möglichkeit von Freizeitausgleich zum Abbau von Überstunden) und Teilzeitarbeitsmöglichkeiten können hierdurch eine bessere Planbarkeit erzeugt und Überlastung entgegengewirkt werden. Generell sollten Überstunden und Mehrarbeit vermieden bzw. nur in Ausnahmefällen erwartet werden. Eine wichtige Rolle in diesem Kontext spielen die Vorgesetzten, denn diese sollten die Einhaltung der vereinbarten Arbeitszeiten unterstützen. (Kasch et al., 2016, S. 1876–1878) Modelle der **Telearbeit** sind in vielen medizinischen Bereichen Forschungsgegenstand und ein sehr vielversprechendes Thema für die Zukunft. Aktuell gibt es vor allem im Bereich der Teleradiologie oder Betreuung von chronisch erkrankten Patienten viele Ansätze. Elektronische Netzwerke können hierbei zum Datenaustausch genutzt werden, bspw. lassen sich (unter Berücksichtigung der Vorgaben der Deutschen Röntgenverordnung) Beurteilungen von radiologischen Bildern aus der Ferne erfolgen. Zudem ermöglicht das 2016 verabschiedete E-Health-Gesetz auch die teleradiologische Vernetzung im vertragsärztlichen Bereich. Aus berufsrechtlicher Sicht ist die Fernbehandlung via Telemedizin unkritisch zu sehen, allerdings darf diese nicht ausschließlich erfolgen, d.h. es dürfen keine abschließende Diagnose oder Therapieempfehlung ohne physisch präsenten Arzt gestellt werden. (Schenkel, 2018, S. 351–355)

Modelle wie **Job-Sharing** bieten sich im Krankenhaus fast ausschließlich im Verwaltungsbereich mit projektbezogenen Arbeitsaufträgen an. So kann bspw. im Veranstaltungsmanagement oder in der Presseabteilung in autonomen Teams gearbeitet werden. Im medizinischen Bereich ist dies auf Grund der hohen Interdisziplinarität und den Überschneidungen von Ressourcen kaum möglich.

Um die Abdeckung des Schichtplans über vierundzwanzig Stunden an sieben Tagen in der Woche gewährleisten zu können, ist die Personalplanung in einem gemeinsamen **Personaleinsatzpool** mit verschiedenen Stationen oder Organisationeinheiten sinnvoll. (Behar, Guth & Salfeld, 2018, S. 170) Um die im Krankenhaus ständig vorhandenen Veränderungen (Notfälle, Grippewelle, etc.) abfangen zu können, ist eine gewisse Flexibilität des Personals von Vorteil. So sollten Mitarbeiter in den Funktionsdiensten möglich breit ausgebildet und einsetzbar sein. Damit lassen sich Engpässe bis hin zur Handlungsunfähigkeit (Sperren von Stationen aus Personalmangel) vermeiden und in Folge die Planungssicherheit der Mitarbeiter verbessern. Zudem lasen sich auch Urlaubsabwesenheiten und längere Ausfälle mit den zur Verfügung stehenden Mitarbeitern einfacher abpuffern. (Behar et al., 2018, S. 152) Auch bei kurzfristigen Ausfällen ist somit ausreichend Personal vorhanden und es müssen nicht regelhaft Mitarbeiter ihre geplante Freizeit kurzfristig in Arbeit tauschen.

Im Krankenhaus finden sich zudem zahlreiche im Schichtdienst tätige Mitarbeiter. Sie arbeiten meist im Wechselschichtsystem inkl. Nachtschichten. Diese Mitarbeiter sind besonders anfällig für gesundheitliche Probleme und familiäe Konflikte. Durch die Arbeitszeiten werden Schlafdefizite begünstigt und die zirkadiane Rhythmik gestört, womit zahlreiche Körperfunktionen beeinflusst werden können. Daher ist die naheliegendste Möglichkeit der Prävention, Schichtarbeit für den einzelnen Mitarbeiter auf ein Minimum zu senken. Dies ist wiederum durch mehrere Teilzeitkräfte in einem Pool besser zu realisieren. Zudem besteht die Möglichkeit, die jeweiligen Bedürfnisse (Chronotypen) bei der Dienstplanung zu berücksichtigen ("Morgentypen" in die Frühschicht und "Abendtypen" in die Spät-/Nachtschicht einteilen). (Betz & Schirrmacher, 2018, S. 542) Modelle zur Flexibilisierung von Arbeitszeit und -ort sind in der Tabelle 2 als Übersicht dargestellt.

Maßnahme	krankenhausspezifische Zielgruppe
Gleitzeitarbeit	Beschäftigte in der Verwaltung (z.B. Abrechnung, Codierung, Forschung, Logistik, ...)
Arbeitszeitkontenmodelle	alle Beschäftigten unabhängig von ihrer Qualifikation
Telearbeit/mobile Arbeit	alle Beschäftigten unabhängig von ihrer Qualifikation mit Aufgaben, die auch außerhalb des Betriebs erledigt werden können (bspw. Befundanfragen, Presseabteilung, Abrechnung, ...)
Job-Sharing	Teilzeitbeschäftigte, die einen gleichwertigen Gegenspieler haben
Personaleinsatzpool	Beschäftigte in größeren Arbeitsteams mit ähnlichem Qualifikationsniveau, wie z.B. Pflegepersonal, Reinigungspersonal

Tabelle 2: Modelle zur Flexibilisierung von Arbeitszeit und -ort
(Quelle: Eigene Darstellung in Anlehnung an Bundesministerium für Familie, Senioren, Frauen und Jugend, 2005, S. 17)

Ein wichtiger Faktor für die Attraktivität einer Abteilung ist die Persönlichkeit des jeweiligen Vorgesetzen. Umso bedeutender ist es, dass besonders seitens der Führungskräfte (Chefärzte, Leitungen der Stations- und Funktionsbereiche bzw. der einzelnen Abteilungen) in die ganzheitlichen WLB-Strategien involviert werden. (Busch, 2012, S. 85) Diese **Sensibilisierung der Führungskräfte** ist vor allem im Hinblick auf die Vorbildfunktion von großer Bedeutung. Jede Berufsgruppe im Krankenhaus hat ihre eigenen Bedürfnisse und aus Sicht der Verantwortlichen ihre eigenen Herausforderungen. Die Angebote zur Steigerung der WLB müssen maßgeschneidert werden, sodass den unterschiedlichen Professionen ein konstruktives, gemeinsames Arbeiten ermöglicht wird. (Preis, 2016, S. 110) In Bezug auf die Vereinbarkeit von Beruf und Familie ist zu erwarten, dass Krankenhäuser rascher als kleinere Praxen auf die Erwartungen der neuen Generationen einstellen müssen. Bspw. steigt der Anteil an Krankenhäusern mit 24-h-**Kinderbetreuung** stetig und zwingt auch die Konkurrenz zum Umdenken. (Klingenheben et al., 2019, S. 61) Zusätzlich bieten viele Kliniken bereits heute eine **Notfallbetreuung für Kinder** bei kurzfristigem Bedarf.

Anti-Stress-Training, Fitnessangebote und Betriebssport können im Sinne der WLB einen zusätzlichen Ausgleich schaffen. Eine Herausforderung für die Umsetzung besteht hierbei darin, allen Mitarbeitern gleichermaßen die Angebote zur Verfügung zu stellen. Auch die im Schichtdienst tätigen Mitarbeiter (ärztliches und pflegerisches Personal) sollten im Optimalfall die Angebote mit ihren Arbeitsabläufen vereinbaren können. (Preis, 2016, S. 110) Ein Vorteil an der Infrastruktur eines Krankenhauses ist hierbei sicherlich, dass im Regelfall Sport-/Gymnastikräume vorhanden sind. In der Tabelle 3 sind die in diesem Abschnitt beispielhaft genannten Instrumente zur Mitarbeiterbindung dargestellt.

Maßnahme	krankenhausspezifische Zielgruppe
Sensibilisierungsstrategien für Führungskräfte	Führungskräfte und Beschäftigte in leitenden Funktionen wie z.B. Chefärzte, pflegerische Stationsleitungen und leitende Verwaltungsmitarbeiter
Unterstützung bei der Kinderbetreuung/Notfallbetreuung	Eltern
Anti-Stress-Training, Fitnessangebote und Betriebssport	alle Beschäftigen unter Berücksichtigung der Mitarbeiter im Schichtdienst und ggf. unter Nutzung eigener Räume

Tabelle 3: Instrumente zur Mitarbeiterbindung
(Quelle: Eigene Darstellung in Anlehnung an Bundesministerium für Familie, Senioren, Frauen und Jugend, 2005, S. 18)

3.5 Implementierung der WLB-Maßnahmen im Unternehmen

3.5.1 Kick-off und Pilotphase

Im *fünften Schritt* lassen sich nun Meilensteine festlegen, die sich bspw. in eine erste "Kick-off-Phase", eine darauffolgende "Pilotphase" und anschließend die unternehmensweite Implementierung einteilen lassen. (Collatz & Gudat, 2011, S. 37–40) Spätestens beim Kick-off des Projektes sind die Mitarbeiter über die geplanten Maßnahmen zu informieren. Gerade, weil diese im Mittelpunkt des Projektes stehen, sollten die Information und Kommunikation oberste Priorität haben. (Kaminski, 2013, S. 43)

Um nun erste Maßnahmen zur Steigerung der WLB im Unternehmen umzusetzen, bietet es sich an, zunächst einen Teilbereich für die Pilotierung auszuwählen. Hierbei sollte darauf geachtet werden, dass eine Anwendung relativ einfach ist und auch rasche Erfolge/Effekte zu verzeichnen sind. (Kaminski, 2013, S. 44) So lässt sich das Modell der Telemedizin ggf. zuerst in einer Abteilung oder in Bezug auf ein Untersuchungsverfahren einsetzen, bevor dieses Modell etabliert und sich auf sämtliche Untersuchungen ausweiten lässt. Auch Heimarbeit bei Verwaltungsmitarbeitern könnte zunächst probeweise für einzelne Tage oder Abteilungen eingeführt werden. Nach der Kick-off- und Pilotphase finden bereits erste Evaluationen statt.

3.5.2 Unternehmensweite Einführung

Von großer Bedeutung bei der gesamtunternehmerischen Ausweitung der Maßnahmen ist die Kommunikation. Gerade, weil die Mitarbeiter von Beginn des Prozesses an (Mitarbeiterbefragung) involviert sind und deren Aussagen als Grundlage für die WLB-Maßnahmen verwendet werden, ist es wichtig, dass regelmäßig über den Stand des Projektes kommuniziert wird. Hierdurch wird Vertrauen geschaffen, dass für die erfolgreiche Umsetzung von zentraler Bedeutung ist. (Kaminski, 2013, S. 45) Die operativen Aufgaben, die der Einführung und Umsetzung werden delegiert, jedoch liegt die wichtigste Aufgabe in der Vorbildfunktion und somit in der Führungsebene. (Kaminski, 2013, S. 83) Da die kaufmännische Führungsebene, aber auch die Chefärzte und Stationsleitungen bzw. jeweiligen Teamleitungen in puncto der Nutzen der Angebote wie Elternzeit etc. vorangehen/vorleben und diese Angebote in Anspruch nehmen, auf der anderen Seite aber auch die Mitarbeiter bspw. im Rahmen der regelmäßigen Mitarbeitergesprächen auf dieser Ebene beraten, bspw. junge Väter für die Elternzeit motivieren etc.. Zusätzlich zur Einführung und Umsetzung konkreter Maßnahmen kommt dabei der strategischen Einbettung im Gesamtunternehmen und der Personalabteilungen eine zentrale Rolle zu. Eine Steigerung der WLB kann jedoch nicht nur mit Einzelmaßnahmen erreicht werden, sondern basiert auf einem ganzheitlichen Handeln. (Bundesministerium für Familie, Senioren, Frauen und Jugend, 2005, S. 14)

3.5.3 Erfolgsfaktoren und Grenzen bei der Einführung

Der wichtigste Erfolgsfaktor in diesem Projekt stellt die **Kommunikation** und das interne Berichtswesen dar. Ebenso wichtig ist die Kommunikation mit den Stakeholdern des Projektes (Personalabteilung, Betriebsärzte, Betriebsrat), wenn diese nicht ohnehin Mitglieder des Projektteams sind. Ziel dieser Kommunikation ist es, Verständnis zu schaffen und alle zum Mitdenken anzuregen. (Kaminski, 2013, S. 45) Neben der Mehrheit der Belegschaft sollte bei der Einführung und Umsetzung der Maßnahmen ein Schwerpunkt auf die **Führungskräfte** gelegt werden. Hier ist zum einen mit einem erhöhten Aufkommen von Konflikten zwischen beruflicher Tätigkeit und dem Privatleben zu rechnen, zum anderen können Führungskräfte als Multiplikator genutzt werden und eine ausgewogene WLB vorleben. (Collatz & Gudat, 2011, S. 21) Die Entwicklung einer beständigen Unternehmenskultur sollte nicht in Form von Anordnungen erfolgen, sondern als Interaktion verstanden werden. Die gesamte Kultur sollte dabei auf die Gesundheit der Mitarbeiter ausgerichtet sein. Dabei sind in erster Linie der Träger und die Geschäftsführung in der Verantwortung, die Unternehmenskultur zu gestalten. (Oswald & Asbach, 2018, S. 300–301) Gerade in heterogenen Belegschaften gilt ein besonderes Augenmerk auf eine weitestgehende **Chancengleichheit** bzgl. den Zugangsmöglichkeiten zu den angebotenen Maßnahmen, wobei hier gleichzeitig auch Grenzen liegen.

3.6 Evaluation der durchgeführten WLB-Maßnahmen

Im Einführungs- und Umsetzungsprozess werden immer wieder **Evaluationen** stattfinden, um das Maßnahmenpaket stetig zu optimieren und individuell anzupassen. Hierbei sind für eine dauerhafte Verankerung der Interventionen im Unternehmen eine Einbettung in die Gesamtstrategie des Unternehmens, sowie eine Dokumentation der Rahmenbedingungen unabdingbar. (Collatz & Gudat, 2011, S. 37–40) Nachdem die Kick-off und Pilotphase beendet sind, ist der erste PDCA-Zyklus durchlaufen und der Prozess der kontinuierlichen Verbesserung kann gestartet werden. Es können im Rahmen von regelmäßigen Evaluationen (Mitarbeiterbefragungen) oder Kennzahlauswertungen weitere Handlungsfelder und Maßnahmen in das Modell integriert werden, um die Ziele noch besser zu erreichen. (Kaminski, 2013, S. 45) Die regelmäßigen Evaluationen sollten den zu Beginn durchgeführten Erhebungen in Bezug auf ihre Methodik ähnlich sein, um Vergleiche anstellen zu können bzw. Erfolge/Misserfolge abbilden zu können. Charakteristische Messwerte können die Bestimmung der Fluktuation in %, Anzahl der Burnout-Fälle in einem definierten Zeitrahmen oder die Erhebung der Mitarbeiterzufriedenheit sein. (Kaminski, 2013, S. 126) Wichtig ist es, zwischen kurzfristigen und langfristigen Kennziffern zu unterscheiden und bspw. auch die Teilnahmebeteiligung an den Maßnahmen zu ermitteln. (Preis, 2016, S. 110) Durch Fehler bzw. Misserfolge lassen sich die Maßnahmen korrigieren und verbessern. Noch sinnvoller ist es, einen Schritt vorher einzusteigen und eine "Kultur der Aufmerksamkeit" und des Vertrauens zu etablieren. Hierbei kann man über die hierarchischen Ebenen hinweg über Fehler offen sprechen und diese zur Verbesserung nutzen. (Kaminski, 2013, S. 133). Im Rahmen der Evaluation(en) sollen die Effekte, d.h. ob die Mitarbeiter und das Unternehmen von den Maßnahmen profitiert haben, gezeigt werden. Bereits mehrere Krankenhäuser haben bewiesen, dass sich langfristig ein Return on Invest zeigt. (Preis, 2016, S. 110)

4. Diskussion

Bei der Wahl des zukünftigen Arbeitgebers wird auch für im Krankenhaus tätige Fachkräfte neben Gehalt und Karrierechancen zunehmend die Vereinbarkeit von Privatleben und Beruf wichtig. Die Implementierung von Maßnahmen zur Steigerung der WLB hat daher großes Potenzial, kann jedoch nur erfolgreich sein, wenn die Gesundheit der Mitarbeiter in der Unternehmenskultur verankert ist. (Oswald & Asbach, 2018, S. 285–286) Nur langsam realisieren die Unternehmen der Gesundheitsversorgung, dass angemessene WLB-Konzepte die Arbeitgeberattraktivität steigern können und sich Mitarbeiter langfristig binden lassen. Faktoren dafür, dass solche Modelle erfolgreich eingesetzt und umgesetzt werden können, liegen bspw. in der Ermöglichung von individualisierbaren Arbeitszeitmodellen, einer flexiblen Arbeitsorganisation, sowie präventiven Gesundheitsangeboten. Positive Effekte können geringere Abwesenheitszeiten, eine gesteigerte Identifikation mit dem Arbeitgeber (Employer Branding) und eine geringere Fluktuation sein. (Gross, 2012, S. 147–156)

Die Beschäftigten im Gesundheitswesen stehen besonderen beruflichen Herausforderungen gegenüber, die einerseits das Verhältnis von Freizeit und Arbeit beeinflussen können, andererseits jedoch auch Auswirkungen auf die Qualität der Gesundheitsversorgung haben. Verbesserungspotenziale gibt es im Bereich der Analyse von Gesundheitsdaten und der Formulierung von Kennzahlen zur Messung und Operationalisierung der WLB. Nur durch kontinuierliche Verbesserungsprozesse lassen sich Methoden und Kennzahlen optimieren, um flächendeckend eine Steigerung der WLB messbar zu machen, sowie deren großes Potenzial zu zeigen. (Kaminski, 2013, S. 136)

Die Erwartungshaltung einer stabilen WLB ist in diesem Kontext zum Markenzeichen vor allem der jungen Generation geworden. Zusammen mit den ökonomischen Herausforderungen des deutschen Gesundheitssystems gelangt zeitgleich eine neue Generation von Bewerbern auf den Arbeitsmarkt Krankenhaus. Diese ist in der Position, ihre Erwartungen nach attraktiven Arbeitsbedingungen durchzusetzen. Die Kliniken als Arbeitgeber müssen nun mit neuen Konzepten und Maßnahmen den demografischen Wandel und die Bedürfnisse der neuen Mitarbeitergeneration auffangen. (Hahnenkamp et al., 2013, S. 719) Gleichzeitig sollte der Kulturwandel in Richtung eines positiven und gesunden

Betriebsklimas muss konsequent als Wettbewerbsvorteil gesehen und gelebt werden. (Kasch et al., 2016, S. 190–196) Denn der Fachkräftemangel ist kein vorübergehendes Phänomen, sondern wird sich in den kommenden Jahren ausweiten. Problematisch hierbei ist, dass Unternehmen mit großem technischen Fortschritt und veralteten Strukturen eine qualitativ hochwertige Patientenversorgung leisten und zugleich für anspruchsvolle Mitarbeiter attraktiv bleiben müssen. (Anyanwu, Eberts & Krüttgen, 2014, S. 46)

5. Fazit

Besonders in personenorientierten Unternehmen wie Krankenhäusern sind leistungsfähige und zufriedene Mitarbeiter ausschlaggebend für eine fachlich hochwertige Gesundheitsversorgung und wirtschaftlichen Erfolg. Um die aktuellen und auch künftigen Krankenhausmitarbeiter in Zeiten des Fachkräftemangels zu binden, bedarf es individuelle BGM-Maßnahmen. Im Kern dieser Interventionen sollte jedem Mitarbeiter ein zufriedenstellendes Verhältnis zwischen beruflichen Anforderungen und privaten Bedürfnissen ermöglicht werden. Dies lässt sich im Optimalfall durch auf die heterogene Belegschaft eines Krankenhauses individuell angepasste Maßnahmenpakete realisieren, die durch eine enge Zusammenarbeit zwischen sämtlichen Akteuren umgesetzt und gelebt werden.

Literaturverzeichnis

Anyanwu, A., Eberts, E. & Krüttgen, N. (2014). Personalmanagement – Rekrutierung des ärztlichen Nachwuchses in Zeiten des Ärztemangels. *Transfusionsmedizin - Immunhämatologie, Hämotherapie, Immungenetik, Zelltherapie, 4*(01), 46–52. https://doi.org/10.1055/s-0033-1362397

Armutat, S. (2013). Arbeitest du noch oder lebst du schon? *Personalwirtschaft,* (06), 32–34.

Behar, B. I., Guth, C. & Salfeld, R. (2018). *Modernes Krankenhausmanagement. Konzepte und Lösungen* (4. Auflage). Berlin: Springer Gabler. https://doi.org/10.1007/978-3-662-57540-6

Betz, M. & Schirrmacher, L. (2018). Prävention und Gesundheitsförderung bei Schichtarbeitern. In M. A. Pfannstiel & H. Mehlich (Hrsg.), *BGM - ein Erfolgsfaktor für Unternehmen. Lösungen, Beispiele, Handlungsanleitungen* (S. 531–544). Wiesbaden: Springer Gabler.

Bundesministerium für Arbeit und Soziales. (2019). *Brückenteilzeit.* https://www.bmas.de/DE/Schwerpunkte/Brueckenteilzeit/brueckenteilzeit.html

Bundesministerium für Familie, Senioren, Frauen und Jugend. (2005). *Work-Life-Balance. Motor für wirtschaftliches Wachstum und gesellschaftliche Stabilität.*

Busch, H.-P. (2012). *Management-Handbuch für Chefärzte* (1. Aufl.). s.l.: Georg Thieme Verlag KG.

Collatz, A. & Gudat, K. (2011). *Work-Life-Balance* (Praxis der Personalpsychologie, Bd. 25). Göttingen: Hogrefe.

Forster, J. (2011). Heilen und helfen bis ins hohe Alter - oder bis zum Umfallen? *intensiv, 19*(01), 19–23. https://doi.org/10.1055/s-0030-1270147

Glatz, U. (2014). Junge Ärzte im Krankenhaus: Arbeit und Leben in Einklang bringen. *DMW - Deutsche Medizinische Wochenschrift, 139*(20), 1034–1035. https://doi.org/10.1055/s-0034-1374684

Gross, W. (2012). Work-Life-Balance. In B. Badura, A. Ducki, H. Schröder, J. Klose & M. Meyer (Hrsg.), *Gesundheit in der flexiblen Arbeitswelt: Chancen nutzen - Risiken minimieren* (Fehlzeiten-Report, Bd. 2012, S. 147–156). Berlin: Springer.

Hahnenkamp, K., Brinkrolf, P., Wenning, M. & Hasebrook, J. (2013). Weiterbildung - Wandel der Werte und Wissensvermittlung. *Anasthesiologie, Intensivmedizin, Notfallmedizin, Schmerztherapie : AINS, 48*(11-12), 714–720. https://doi.org/10.1055/s-0033-1361979

Hoff, E.-H., Grote, S., Dettmer, S., Hohner, H.-U. & Olos, L. (2005). Work-Life-Balance: Berufliche und private Lebensgestaltung von Frauen und Männern in hoch qualifizierten Berufen. *Zeitschrift für Arbeits- und Organisationspsychologie A&O, 49*(4), 196–207. https://doi.org/10.1026/0932-4089.49.4.196

Jerg-Bretzke, L., Krüsmann, P., Traue, H. C. & Limbrecht-Ecklundt, K. (2018). „Was ihr wollt", Ergebnisse einer empirischen Bedarfsanalyse zur Verbesserung der Vereinbarkeit von Familie und Beruf bei Ärztinnen und Ärzten. *Gesundheitswesen (Bundesverband der Arzte des Offentlichen Gesundheitsdienstes (Germany)), 80*(1), 20–26. https://doi.org/10.1055/s-0041-111842

Kaminski, M. (2013). *Betriebliches Gesundheitsmanagement für die Praxis. Ein Leitfaden zur systematischen Umsetzung der DIN SPEC 91020.* Wiesbaden: Springer Fachmedien Wiesbaden. https://doi.org/10.1007/978-3-658-01274-8

Kasch, R., Engelhardt, M., Förch, M., Merk, H., Walcher, F. & Fröhlich, S. (2016). Ärztemangel: Was tun, bevor Generation Y ausbleibt? Ergebnisse einer bundesweiten Befragung. *Zentralblatt fur Chirurgie, 141*(2), 190–196. https://doi.org/10.1055/s-0035-1557857

Klingenheben, T., Perings, S. & Perings, C. (2019). Nachwuchsproblematiken für Praxen und Kliniken: Herausforderung der Generationen. *Aktuelle Kardiologie, 8*(01), 58–63. https://doi.org/10.1055/a-0826-2645

Lukasczik, M., Ahnert, J., Ströbl, V., Vogel, H., Donath, C., Enger, I. et al. (2018). Vereinbarkeit von Familie und Beruf bei Beschäftigten im Gesundheitswesen als Handlungsfeld der Versorgungsforschung. *Gesundheitswesen (Bundesverband der Arzte des Offentlichen Gesundheitsdienstes (Germany)), 80*(6), 511–521. https://doi.org/10.1055/s-0043-101514

Michalk, S. & Nieder, P. (2007). *Erfolgsfaktor Work-Life-Balance* (1. Aufl.). Weinheim: WILEY-VCH.

Miksch, A. (2017). Gesundheit von Ärztinnen und Ärzten. In H.-D. Klimm & F. Peters-Klimm (Hrsg.), *Allgemeinmedizin. Der Mentor für die Facharztprüfung und für die allgemeinmedizinische ambulante Versorgung* (5., vollständig überarbeitete und erweiterte Auflage, S. 111–114). Stuttgart: Georg Thieme Verlag.

Oswald, J. & Asbach, H. (2018). Unternehmenskultur im Krankenhaus – Ansatzpunkt für ein Betriebliches Gesundheitsmanagement. In M. A. Pfannstiel & H. Mehlich (Hrsg.), *BGM - ein Erfolgsfaktor für Unternehmen. Lösungen, Beispiele, Handlungsanleitungen* (S. 285–302). Wiesbaden: Springer Gabler.

Pohl, E. (2008). *Sabbatical. So gewinnen alle.* Bielefeld: Bertelsmann.

Preis, M. (2016). Betriebliches Gesundheitsmanagement – Mitarbeiter und Klinik profitieren. *Der Klinikarzt, 45*(03), 110. https://doi.org/10.1055/s-0042-103268

Schenkel, J. (2018). Praxis der Telemedizin in Deutschland heute. *Diabetologie und Stoffwechsel, 13*(04), 351–355. https://doi.org/10.1055/a-0645-6567

Seifert, J., Ekkernkamp, A. & Hoffmann, R. (2010). Generation Zweitausend-Plus: unterm Strich zähl ich(?). *Der Unfallchirurg, 113*(4), 335–339. https://doi.org/10.1007/s00113-010-1756-1

Statistisches Bundesamt (Destatis - Grunddaten der Krankenhäuser 2017, Hrsg.). (2018). *Anzahl des Krankenhauspersonals in Deutschland nach Berufsgruppen 2017.*

Syrek, C., Bauer-Emmel, C., Antoni, C. & Klusemann, J. (2011). Entwicklung und Validierung der Trierer Kurzskala zur Messung von Work-Life Balance (TKS-WLB). *Diagnostica, 57*(3), 134–145. https://doi.org/10.1026/0012-1924/a000044

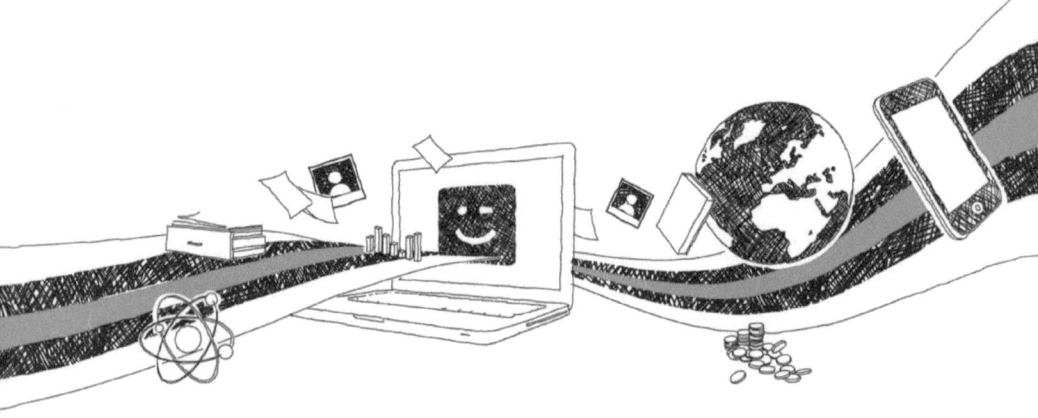